AF467931

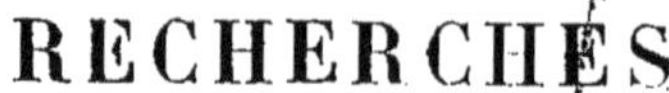

RECHERCHES

SUR LA

PROPAGATION DE LA TUBERCULOSE

A LA CAMPAGNE

PAR

G. GIBORY

DOCTEUR EN MÉDECINE DE LA FACULTÉ DE PARIS,
ANCIEN AIDE D'ANATOMIE ET LAURÉAT DE L'ÉCOLE DE MÉDECINE
DE CAEN

LA CHAPELLE-MONTLIGEON

IMPRIMERIE DE L'ŒUVRE EXPIATOIRE

—

1896

RECHERCHES

SUR LA

PROPAGATION DE LA TUBERCULOSE

A LA CAMPAGNE

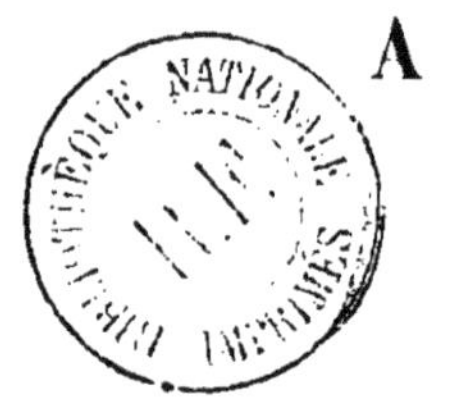

PAR

G. GIBORY

DOCTEUR EN MÉDECINE DE LA FACULTÉ DE PARIS,

ANCIEN AIDE D'ANATOMIE ET LAURÉAT DE L'ÉCOLE DE MÉDECINE

DE CAEN

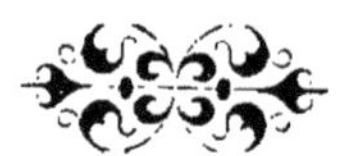

LA CHAPELLE-MONTLIGEON

IMPRIMERIE DE L'ŒUVRE EXPIATOIRE

—

1896

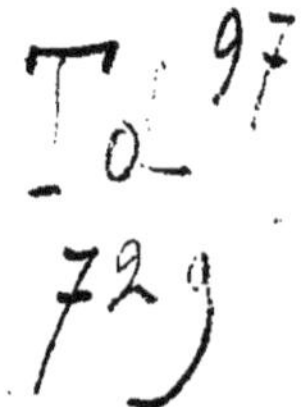

RECHERCHES

SUR LA

PROPAGATION DE LA TUBERCULOSE

A LA CAMPAGNE

Si l'étude de la tuberculose, qui passionne aujourd'hui, et à juste titre, le monde scientifique, est très avancée dans les grandes agglomérations et milieux hospitaliers, où l'on a le loisir de l'observer facilement, elle nous paraît jusqu'ici restée en arrière à la campagne, où les déplacements absorbent tous les instants du médecin.

C'est à peine si quelques observations lui sont consacrées, même dans les revues les plus riches. Il nous semble cependant qu'il y a là un sujet d'observation, à physionomie particulière, qu'il serait utile de connaître.

Désireux d'apporter notre contingent à cette question négligée, et de traiter ultérieurement la bacilose au point de vue de la séméiologie et de la thérapeutique, nous n'esquisserons aujourd'hui que quelques appréciations relatives à sa genèse.

Tout d'abord nous croyons pouvoir formuler la proposition suivante :

La *tuberculose pulmonaire* (1), rarement née sur *place à la campagne* (en notre région), y est importée, *la moitié du temps, des grandes villes* et presque toujours par le *séjour à la caserne* des jeunes paysans.

Nous allons appuyer cette formule par des chiffres tirés d'une pratique de trois années. Pendant ce laps de temps, desservant, au milieu du pays d'Ouche (2), une population d'environ *cinq mille* habitants, disséminés en une quinzaine de communes, dont la plus importante n'atteint pas un millier de population (hameaux épars par conséquent), nous avons eu à traiter *neuf mille cas* morbides. Sur ce nombre, un millier environ se rapportent aux accouchements et à la chirurgie générale et dentaire (3) ; nous les défalquons de la morbidité générale.

Restent environ huit mille malades, dont *deux cent cinquante* ont succombé, soit une léthalité annuelle de 3,12 pour 100 sur le nombre des malades, et de 1,6 pour 100 sur la population totale. La mortalité reste donc au-dessous des moyennes habituelles et surtout de celle des grandes villes.

(1) Les localisations ganglionnaires et osseuses, bien que reconnues spécifiques, ont des caractères moins nets qui nous les font éliminer de cette statistique.

(2) Portion de l'Eure et de l'Orne comprise entre la vallée d'Auge, le Neubourg et le Perche.

(3) Dans nos villages, le médecin se fait chirurgien, dentiste et sage femme, selon les cas; on lui demande parfois d'être vétérinaire.

L'aisance et le confortable relatifs dont jouissent les plus petits ménages dans le pays d'Ouche contribuent certainement à cet heureux résultat.

Trente cas de *tuberculose pulmonaire* (1) figurent jusqu'ici dans cette statistique, soit 0,37 pour 100 sur la morbidité, et 0,20 pour 100 sur la population.

Vingt-deux de ces malades sont morts en ce moment ou à la période de consomption, soit une proportion annuelle de 8,8 pour 100 sur la mortalité générale, de 0,27 sur la morbidité, et de *0,14* pour 100 sur la population.

Il nous semble oiseux de faire ressortir la différence énorme qui existe entre ces chiffres et ceux des statistiques récentes (2) des grandes villes, surtout de Paris, où l'on arrive au chiffre effrayant de *0,49* pour 100 sur la population totale.

Huit sur trente (plus d'un quart) de ces malades ont guéri (3) sous l'influence du traitement approprié, où présentent un arrêt suffisant dans l'évolution de leur maladie pour être classés comme curables.

Un seul avait été soldat et avait accompli trois

(1) Notre diagnostic, en dehors des symptômes cliniques (rationnels et physiques), s'est basé surtout dans les cas douteux sur des inoculations répétées à des cobayes ou à des souris et, toutes les fois qu'il a été possible, sur l'examen bactériologique.

(2) En particulier travail de M. Lagneau, lu à l'Académie de médecine, il y a un an.

(3) M. le professeur Grancher, dans ses leçons de l'année dernière, a magistralement démontré la fréquence de la guérison des tuberculeux.

années de service (1); les autres n'avaient pas sorti de leur pays d'origine. Nous reviendrons du reste un jour sur cette question.

Ce qui nous paraît intéressant en ce moment, c'est de rechercher l'étiologie de la tuberculose chez nos vingt-deux victimes du bacile de Kock.

Sur ce nombre, nous comptons *seize hommes* et *six femmes* seulement, un peu plus d'un quart. D'où vient cette différence frappante?

Qu'il nous suffise de dire que sur ces six infortunées, une, la femme d'un gendarme, avait contracté le germe tuberculeux dans une caserne infectée depuis longtemps et où d'autres cas se sont présentés à diverses reprises (2). Les cinq autres étaient des paysannes de *treize à quarante ans,* dont deux avaient une hérédité douteuse; une était manifestement alcoolique, et une autre dans le dénuement le plus profond.

Ces causes (alcoolisme et insuffisance alimentaire), amenant très vite la misère physiologique, occupent certainement une place importante dans l'évolution de la maladie, puisque, à lésions initiales égales, ce sont les riches et les sobres qui figurent dans nos

(1) Ce malade, que nous venons de revoir au dernier moment, s'achemine aujourd'hui vers la phtisie.

(2) Fait remarquable : dans une région qui n'en contient que quatre, nous avons observé deux casernes de gendarmerie où la bacilose semble vraiment endémique. Y aurait-il là un fait particulier de contamination rentrant dans la contagion générale dont nous nous occupons ?

huit guérisons, les pauvres et les ivrognes dans nos décès, non entachés d'influences étrangères. C'est un fait évident que nous croyons devoir signaler en passant.

Sur nos *seize hommes, cinq* étaient des ouvriers agriculteurs (sauf un boucher), n'ayant jamais quitté le pays, dont deux héréditaires et un alcoolique. La mort, pour eux, est survenue, en moyenne, entre *vingt* et *quarante ans;* un décès s'est produit à soixante-trois ans.

Trois avaient été employés dans les *grands magasins de la capitale,* et soumis par conséquent à tous les contages dont regorge Paris, le foyer par excellence de la tuberculose. L'un de ces malades avait eu, paraît-il, autrefois des poitrinaires parmi ses ancêtres : mais le germe morbide semblait dévié depuis deux générations ; ses frères se portent bien.

Ces trois cas, quoique soignés dès le début, ont suivi une marche progressive, et se sont terminés, malgré le retour précoce au pays natal, par une phtisie classique avec fonte pulmonaire. Dans deux, la marche a été rapide. Le traitement créosoté, la suralimentation, les balsamiques, les antithermiques, n'ont procuré aucune amélioration.

Enfin, dans *huit cas* sur *vingt-deux* (plus d'un tiers), nous avons eu affaire à des militaires récemment rentrés dans leurs foyers (sauf un vieux sous-officier retraité, notoirement éthylique), dont quatre avaient été réformés avec l'étiquette : *bronchite chronique;* les autres, bien que déjà malades, avaient été libérés comme sains (1). Dans ce nombre, pour un seul, nous avons pu retrouver une hérédité contaminée.

Tous les autres étaient, avant l'incorporation, de solides et robustes gaillards que couvaient à l'envi les coups d'œil féminins. Leurs parents, presque tous vigoureux encore, sont des preuves vivantes que la nature les avait destinés à une longue carrière.

Et la Parque a fauché le plus âgé avant trente ans!

Nous basant sur ces faits, nous ne saurions donc admettre l'opinion de M. Kelsh, prétendant qu'à la caserne, c'est le *terrain* et non le *germe*, qui fait naître la tuberculose. Pour nous, la plupart de nos malades, à leur arrivée au régiment, étaient réfractaires à l'infection. La meilleure preuve, c'est que, la cause étant permanente, *deux seulement* sur huit ont été atteints *avant leur troisième année* de service; ce n'est que la répétition des assauts que nous allons passer en revue qui, ramenant sans cesse les germes envahisseurs au siège de leurs poumons, a fini par les surprendre.

Le traitement, à part un seul cas, où nous avons pu employer du *sérum immunisé* (dû au laboratoire du Dr Bernheim, de Paris) n'a eu aucune prise sur

(1) Ces derniers ont été examinés, soit par des confrères, soit par nous, quelques semaines ou quelques mois au plus après leur retour dans leurs foyers et trouvés déjà porteurs de lésions, dont le début ne pouvait remonter qu'au temps de leur service.

ces malheureux, dont quelques-uns n'avaient pourtant que des lésions localisées et un bon état général : preuve une fois de plus que, même avant l'installation définitive de foyers bacillaires, la virulence de la toxine spécifique était au maximum. Deux, du reste, n'avaient reçu leur congé de réforme qu'après avoir présenté du ramollissement manifeste. Un seul est mort de tuberculose miliaire pendant une convalescence.

Trois se sont mariés, et deux ont laissé *un enfant* chacun. Le sort de ces produits est intéressant à connaître : l'un est mort de broncho-pneumonie spécifique à cinq mois; l'autre est sujet aux bronchites. La femme stérile de notre troisième phtisique a de l'induration d'un sommet. Il ne s'est, du reste, pas développé jusqu'ici de foyers tuberculeux dans l'entourage de ces malheureux (nous ne parlons pas de leur descendance ni des liens conjugaux). Il semblerait donc que la tuberculose importée n'a pas de tendance à prospérer dans ce pays.

Dans le Midi, le Dr Beck, d'Avignon, a trouvé un résultat tout opposé. (*Bulletin médical,* février 1894.)

En résumé la moitié de nos baccillaires a été chercher la maladie dans les grandes améliorations, ce qui se trouve en parfaite concordance avec toutes les statistiques récentes (1), démontrant pour chaque

(1) Travail de M. L[illegible], déjà cité.

ville une relation directe entre le nombre d'habitants et la fréquence de la tuberculose.

Mais les *deux-cinquièmes* ont été atteints (un seul avec antécédents héréditaires) à la *caserne*, et ceux-là ont tous succombé.

Comment expliquer cette terrible contamination? Doit-on admettre, avec MM. Kelsch, Antony, etc., que le contage ne s'exerce, en ce cas, qu'en mauvais terrain? Nous venons de voir que non.

La contagion, même chez les organismes solides, n'est due qu'au métier militaire, et ces causes sont légion, *avant*, *pendant* et *après* l'incorporation.

Avant. — Les conseils de revision, déjà si irrationnellement constitués, ne sont d'habitude qu'une promenade préfectorale (et électorale), où l'examen des conscrits n'existe que pour la forme.

Est-ce en une heure qu'un seul médecin peut observer sérieusement cinquante jeunes gens?

Pourquoi un second médecin destiné à rectifier les diagnostics de son confrère, comme dans la consultation civile, n'a-t-il pas sa place marquée au même titre que... le traditionnel officier de gendarmerie?

Pourquoi ne tient-on pas compte de la constitution et de l'hérédité dûment constatées de chaque recrue, plutôt que de l'influence malsaine de quelque personnage influent?

Pendant. — Au moment de l'arrivée au corps, le

jeune soldat est souvent mieux examiné ; mais là encore les médecins sont en trop petit nombre. La revision est insuffisante, et l'absence de commémoratifs, la timidité du nouveau venu, empêchent de porter un pronostic qui, à ce moment-là seulement, pourrait éviter les catastrophes futures.

Pendant le service, suivons la victime au moment où le mal va faire son apparition.

Le jeune paysan, habitué aux rudes labeurs et à l'abondante alimentation, tout en endurant la fatigue (car le métier est dur aux *bleus*), a senti que la gamelle ne suffisait pas à son robuste estomac. Déjà affaibli, lui naguère habitué aux réactions faciles que lui fournissait son travail des champs, il a omis de prendre aucune précaution pour résister au surmenage (1). On l'a conduit à l'exercice, sous la pluie battante ou par un froid rigoureux, insuffisamment vêtu. (Nous avons vu en pleine campagne par — 3° des soldats en veste rester des heures alignés en attendant leur tour de tir.)

Le voilà enrhumé. Se rendra-t-il à la visite médicale, comme il serait nécessaire ? Non. La crainte du terrible supérieur (2) le cloue à son service. Le troupier

(1) Ajoutons ici les excès auxquels se livre trop souvent le jeune soldat dès qu'il a la bride sur le cou : l'alcoolisme, les veilles volontaires et souvent illicites, les maladies vénériennes, si communes dans les garnisons (nous nous rappelons un chef-lieu de corps d'armée où les deux-tiers des sous-officiers étaient syphilitiques) minent très vite les meilleures constitutions.

(2) « L'impitoyable Roupoil et l'inexorable Ramollot » de la légende tendent à disparaître de l'armée civilisée, comme le loup ravissant des forêts défrichées. Mais il en existe encore des types, surtout parmi les sous-officiers, qui sont de véritables bourreaux.

garde son « rhume négligé »; et, quand le bacille a déjà pris pied depuis longtemps sur sa muqueuse bronchique, dénudée de son manteau épithélial, le malheureux, accablé, se fait porter malade, au risque de payer son audace de quatre jours de salle de police : « traitement spécifique de toutes les affections militaires ».

Va-t-il être soigné au moins? Peut-être, s'il a la bonne fortune de tomber entre les mains d'une intelligence d'élite (et elles sont très communes, par bonheur, dans le corps de santé militaire) qui n'ait pas encore subi l'*abrutissement hiérarchique progressif*, auquel échappent seuls les cerveaux fortement équilibrés dans le « noble métier de Mars ».

Et puis, le médecin (dont la bonne volonté est si souvent brisée entre l'enclume professionnelle et le marteau hiérarchique) pourra-t-il lui donner les soins nécessaires? Un colonel grincheux ne viendra-t-il pas passer sa contre-visite (1) avant d'approuver la conduite du major?

Il est navrant de voir nos pauvres confrères militaires empêchés à chaque instant par ces routines, qui seraient grotesques si elles n'étaient barbares, de remplir leur sublime tâche (2).

(1) Nous nous en rappelons un qui allait plusieurs fois la semaine examiner la langue de tous les malades à la chambre et à l'infirmerie !!!

(2) Plusieurs ministres ont essayé à maintes reprises de réformer ces abus. Mais le titulaire du portefeuille, surtout s'il est civil, est regardé par les professionnels comme la cinquième roue du carrosse militaire, qui doit rouler sans lui.

Enfin, retrouvons notre tuberculeux en herbe à l'hôpital. Là, les représentants les plus distingués de la médecine militaire lui prodiguent leur science et demandent son renvoi immédiat dans sa famille.

Mais, comment l'obtenir? Attendons d'abord le conseil de réforme. Le *médecin, soigneusement écarté* des avis de la sagesse, émettra son opinion de loin. (Le cas de Lebaudy est encore dans toutes les mémoires.) Les officiers généraux et supérieurs et le brave Pandore de rigueur (véritables sourds-muets chargés d'organiser un concert) décideront si tel malade doit être traité dans ses foyers ou au quartier. Souvent le tuberculeux, qui pourrait encore guérir, n'obtiendra qu'une convalescence de quelques semaines. On le traînera de visite en visite ; et, quand le fameux conseil, effrayé lui-même de l'apparence squelettique de sa victime, se rendra compte enfin de ce que tout le monde voit, il enverra le malheureux terminer ses jours dans ses foyers !!!

Faut-il s'étonner maintenant que deux de nos phtisiques n'aient été réformés qu'à la période de ramollissement ? Le cas doit se présenter souvent. En résumé, si nous jetons un coup d'œil rétrospectif « et global » sur ces quelques observations, la *tuberculose militaire* (nous l'appelons à dessein de ce nom) a produit dans notre statistique une mortalité de *3,2* pour 100 sur la léthalité générale, alors que la tuberculose née sur place n'en a produit que *4,4* sur 100 : soit les *trois-septièmes* des ravages du baccile à l'actif de la contagion par la *caserne*.

Quant aux affectations diverses de nos tuberculeux (on pourrait nous objecter que nous avons eu affaire à des corps particulièrement éprouvés), elles sont très variées, puisque nous y relevons trois fantassins, un infirmier, trois artilleurs et un cuirassier.

Preuve une fois de plus que le contage vient bien de la caserne, de ces chambrées (où nous avons vu, il y a quelques années encore, dans un régiment d'artillerie de l'Ouest, *cinquante-quatre hommes* entassés dans un ancien grenier avec une seule fenêtre), où la ventilation est insuffisante et où tous les gaz toxiques, hydrocarburés et autres, produit des respirations surmenées sont amassés toute une journée.

Qu'arrivera-t-il donc avec le service obligatoire, si les nations dites civilisées ne s'aperçoivent pas enfin que cette paix armée, après avoir englouti tout leur or, en est arrivée à menacer directement la vie de leurs enfants plus que les guerres les plus meurtrières, et si le troupier moderne, vaincu sans combat par son insaisissable ennemi, s'enfuit en déroute dans ses foyers, suivi par l'envahisseur invisible et inéluctable qui dévorera sa postérité ?

Villers-en-Ouche, 10 Avril 1896.

La Chapelle-Montligeon. — Imprimerie de l'Œuvre Expiatoire.

www.ingramcontent.com/pod-product-compliance
Ingram Content Group UK Ltd.
Pitfield, Milton Keynes, MK11 3LW, UK
UKHW020552230726
13925UKWH00006B/2547